JN218445

義経はやなぎの薬効を知っていた

―歯扶柳と歯木―

川崎医科大学名誉教授

福田 道男

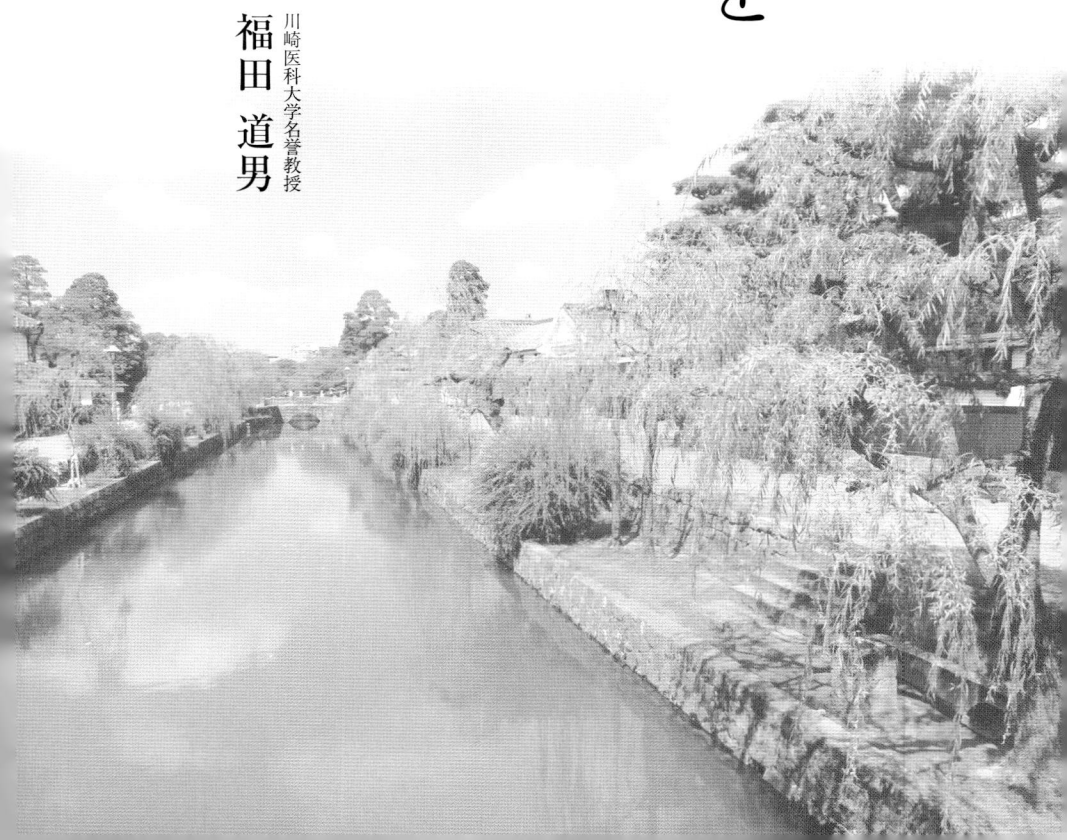

表紙写真は倉敷川美観地区のやなぎ並木
表紙の化学構造式は、上からサリチル酸、サリシン、アセチルサリチル酸

はじめに

　私がこの書をまとめようと思ったのは、大阪大学歯学部校庭の中にある1本のやなぎの木と、その由来を記した立札との出会いがあったからでした[1]。そこから、義経とやなぎのかかわりを調べる旅が始まりました。

　かつて福島市福島大学付属小学校校庭に源義経ゆかりの「歯扶柳（ようじやなぎ）」の木がその威容を誇っていました。その逸話から義経の逃避行の話が始まりますが、義経のまわりには常にやなぎがありました。福島の地で食事のあと笈（おい）の中から取り出したやなぎの小枝で歯をみがき、その小枝を地面に挿（さ）して奥羽は藤原秀衡の下に身を寄せるために出立します。そのやなぎの小枝はやがて根が生えて芽をふき枝が繁って大きなやなぎに成長します。また、宮城県石巻市にも「笈入柳（おひいれやなぎ）」という義経の逸話があります。義経が身を寄せた藤原家もやなぎにゆかりがありました。

　やなぎにまつわる話は、百済から伝来した仏教へとその広がりをみせ、そのやなぎから超薬アスピリンに進みます。やなぎの木はジメジメした場所でよく育っています。そしてリウマチはジメジメした湿潤な地域に多く発症します。神は人々にヒントを与えてくれているもので、身近なところにそれがあります。パラケルスス理論※です。やなぎから抽出されたサリチル酸の鎮痛効果をリウマチ患者に臨床応用して効果をみていたのです。

　話は「義経のやなぎ」と「仏教」そして「アスピリン」へと進んで尽きませんが、本書では歯みがき用具を中心にやなぎの神秘を人々との関わりとともに述べてみたいと思います。どうぞしばらくお付き合いください。

謝　辞

　本書は、多くの方々のご協力を得て、まとめることができました。謝意を表してご紹介申し上げます。

順不同

田中ひろみ様：千手観音像のイラスト

平井秀人様：インドのニームの木の写真

肥沼志帆様：福島大学付属小学校のやなぎとレリーフの写真

有岡利幸様：やなぎの文化史についてのご助言

松田慎也様：梵語と漢語の薬についてのご教示

大阪大学歯学部同窓会事務局：校庭のやなぎと説明板の写真

福田　道男

※パラケルスス理論：パラケルスス（Paracelsus：本名 Theophrastus von Hohenheim；1493 ～ 1541）はスイスの医学者で、医療に化学を導入して鉱物性の医薬を用いた化学療法（錬金術）を行い、疾病治療に独自の理論や方法を展開しました。（ブリタニカ国際大百科事典，大辞林ほかによる）

目　次

プロローグ……………………………………………………………… 7

1．義経の歯扶柳と笈入柳（ようじやなぎ・おいりやなぎ）………………………………… 9

2．仏像とやなぎ………………………………………………………15
　千手観音像と持物
　楊柳観音と持物

3．仏教と歯木と楊枝（しもく・ようじ）……………………………………17
　現代語訳南海寄帰内法伝（宮林昭彦・加藤栄司 訳）
　仏像装飾持物大事典（秋山昌海 著）
　仏教医学の道を探る（難波恒雄 編）
　お歯黒のはなし（山賀禮一 著）
　仏教植物散策（中村 元 編著）
　歯木について（松田愼也 著）
　歯牙厳浄の行儀考（長谷部幽蹊 著）
　仏典の植物事典（萬久崇麿 著）

4．風俗・化粧文化から見えた市中の歯の清掃と楊枝………29
　（文献 18～21）

5．文言解説……………………………………………………………33
　歯木／授戒と十八種物／楊枝と五功徳／鑑真和上／
　蓮華王院と三十三間堂／蓮華王院と楊枝のお加持／
　封内風土記／笈入柳の所在地／ニーム

付：やなぎとアスピリンの足跡………………………………………44
　（年表）

むすび…………………………………………………………………51

引用図書・参考図書…………………………………………………52

プロローグ

　その昔、源義経が兄頼朝に追討され逃走中に立ち寄った東北福島の地で、食事のあと持参していたやなぎの枝で歯を磨き、その枝を地面に挿して出立しました。やがてその挿し木は根づいて大木となりました。義経は 31 歳でその生涯を終えていますが、義経ほど多くのエピソードを残している人物は稀で、何百年もの間語り継がれ、今日まで多くの書物や歌舞伎などに収められています[2]。

　ところがこのやなぎは、さかのぼれば紀元前ヒポクラテスの時代からすでに鎮痛効果があることが知られており、出産時の除痛などに使用されていたようです。そして長いときを経て、やなぎの効果についてたゆまぬ研究がなされ、ついにやなぎに含まれる成分からサリシン、そしてサリチル酸、さらにアセチルサリチル酸すなわちアスピリンの精製にいたっています。

　またこのやなぎは古くから神樹と崇（あがめ）られて斎（ゆ）の木（神を祀（まつる）とき、からだを清める）とされ、また仏教でもやなぎは樹木の王で、仏に供える最高の聖木とされてきています[3]。そしてキリスト教でもやなぎは福音の印とされていて、迫害されてもなお直（ただ）しく生長していく人をキリストがやなぎに例えたことからいわれるようになった、と伝えられています[1]。

　さらにわが国では古くからそのやなぎの記述が史料として多く残されていて、万葉時代から現代にいたるまで続いています。それには平城都大路の街路樹、庭園遺跡そして天皇家の継承などにもやなぎが使われており、万葉集にもやなぎを題材とする

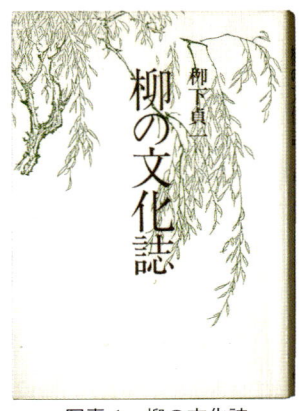
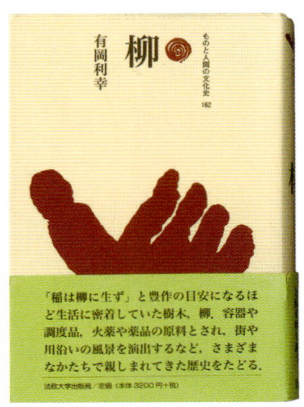

写真1 柳の文化誌　　　　写真2 柳

歌が登場しており、やなぎの木を原料にした数多くの日用生活品があり、薬品の原料、果ては火薬の原料にもなっています。そのため、やなぎについての人々とのかかわりは限りなく多彩です。とくに「柳の文化誌」（**写真1**）、「柳」（**写真2**）の著書は、やなぎについての詳細な記述本です[4,5]。

　そして義経の歯扶柳のエピソードは、歯みがきはなぜやなぎの枝でしょうか。さらにそのときは、やなぎの鎮痛効用を知っていたのでしょうか。さまざまな疑問がわいてきます。

　また日本人の一般庶民の歯みがきの習慣はいつ頃から始まったのでしょうか。歯みがきの習慣は仏教の伝来とともにわが国に入ってきたのが自然と考えられていますが、果たしてそうなのでしょうか。どこにでも見られる身近な樹木のやなぎからアスピリンの精製、そしてやなぎと仏教、そしてやなぎと歯みがきについてなどの興味は尽きません。

1．義経の歯扶柳と笈入柳

　福島県福島市新浜町には福島大学教育学部付属小学校があります。この小学校の校庭にはかつて源義経由来の柳の大木がありました。このやなぎの大木は代々大切に育てられてきました。源平の合戦で功績があったにもかかわらず兄頼朝により追われる身となり、奥州藤原秀衡に身を寄せるために東北まで逃れた義経は、立ち寄った福島の地で食事を摂った後、やなぎの小枝で歯を磨き、そのやなぎの小枝を地面に挿して立ち去りました。

　ところがその後、やなぎの小枝は根が生え芽をふき、枝が繁って、やがて大きな木に成長していきました。それで地元の人々はこのやなぎの木を義経の「歯扶柳」と名づけ大切に育ててきました。このやなぎのある場所の地名を福島市歯扶柳と呼んでいました。

　根づいたやなぎは代々継承され大切に保存されてきました。この地は、さかのぼれば明治44年（1911）には農林省蚕糸試験場となり、昭和36年（1961）には福島大学教育学部付属小学校が移転してきています。**写真3**は福島大学付属小学校の校庭で見られた在りし日の歯扶柳の雄姿です。在りし日ということ

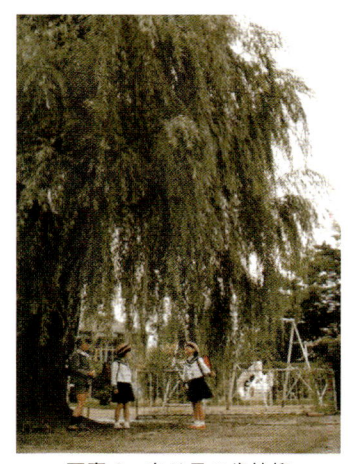

写真3　在り日の歯扶柳

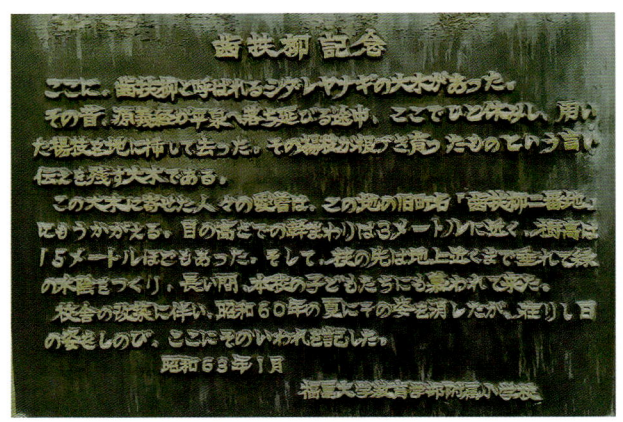

写真4　歯扶柳記念レリーフ

は、小学校の増改築に伴いやむなく昭和60年（1985）に伐採されています。この伐採されたやなぎの根もとは直径2mを越える大木で、数百年（義経の時代を平安期末と考えると800年を超える）の年月を耐えた歴史の跡がうかがわれます。

　写真4は小学校の校庭の歯扶柳についての説明レリーフです。この伐採されたやなぎは苗として残されていたのを小学校のご好意で山賀禮一先生が大阪大学歯学部の校庭に植樹され、今日鮮やかに大きな樹木となっています（写真5, 6）。看板には昭和63年と書かれていて歯扶柳の伐採後3年後に植樹されたのでしょう。山賀先生のお話[1] の中には死出の旅路の途中わが身がどうなるか知れないときに、歯の健康のために食後やなぎの枝で歯みがきをしていたことに対して大いに感銘を受けたと書かれています。

　一方、仏教僧侶の世界でも歯みがきは歯の健康のみならず身だしなみ、エチケットとして宗教の重要な儀式として記述され

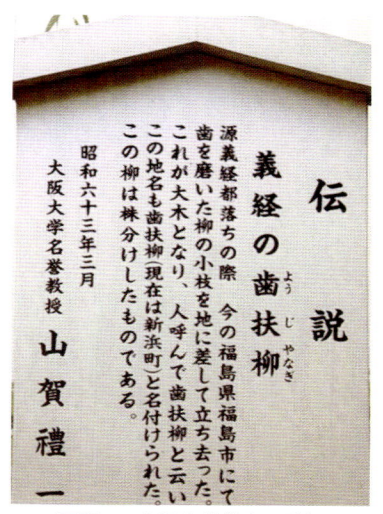

写真5　大阪大学構内の看板

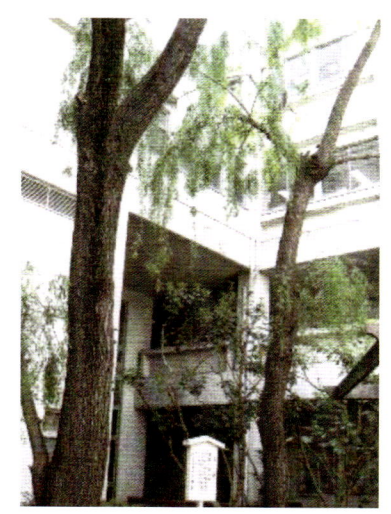

写真6　植樹された歯扶柳

ています[6,7]。

　さてこの義経の逃避行には福島の「歯扶柳」以外にもやなぎの逸話が残っています。宮城県桃生郡河南町に伝わる「封内風土記」[4]（仙台藩儒学者田辺希文著・1772年頃刊）には義経の背負う笈の中に、たまたま携帯していたやなぎの枝をこの地に植え土地の氏神和渕明神に武運を祈願したが「そのやなぎは根を生じ葉を吐いて年々繁茂して鬱林となり、其の途程は七、八十町、今は五、六千株となり、毎年春には翠まことによく文人雅客が足を運び愛翫した」とあります。

　このやなぎの挿し木は、やなぎの強い生命力にあやかり戦勝祈願として各武将が出陣の前に好んで用いた行事です。そして多くの場合それが成就しています。しかし義経は願いかなわず非情の最期となっています。

この河南町のやなぎについて土地の人は「笈入の柳」と名づけていました。この柳林は明治、大正までは川土手の柳並木となっていましたが、昭和以降の北上川の改修、堤防工事により現在は幻のやなぎとなっています。この伝説の地は現在の宮城県石巻市に当たり、地図で見ると和渕神社も現存しています。この場合は、やなぎの枝の挿し木のみで、やなぎの枝での歯みがきの話はないようです。

　さらにもう1つ同じように笈入りやなぎの話があります[8]。大正15年（1926）に著された書物は、同郡（桃生郡か）前谷地村に笈入柳という名木があるという文章から始まります。和渕の東南、石の巻鉄道の一駅佳景山停車場から一丁（約109ｍ）ばかり隔てたところに「笈入」と呼ぶ部落があります。義経が兄頼朝に追われて奥州に逃れてきてこの部落を通過する際、和渕明神に参詣して一路の平安を祈願、暫時疲れた足を休めたとき、自分の笈の中に入れてきた柳の小枝を地上に挿して立ち去ったのがだんだん成長して見事な大柳になりました。里人はこの樹を「笈入柳」と呼び、同時にその付近を笈入と名づけています。

　笈とは僧や修験者が着衣など旅に必要な荷物を入れ背負う箱をいいます。現代では背負うといえばリュックサックでしょうか。また現在宮城県石巻市に和渕笈入という地名がありますがそのあたりの場所を指すのでしょう。この2つの逸話は、ひとつはやなぎ並木で、もうひとつは1本のやなぎの大木の話と、少し異なりますが笈の地名、和渕明神そしてやなぎの木と共通するところも多く、不思議な話です。

　義経の歯扶柳には笠の中のやなぎの小枝が入っていて、それに対して封内風土記では「たまたま」持っていたやなぎと書かれています。笠の中にはやなぎの小枝は常に入れていないのか、そしてやなぎは歯みがきのために入れてあるのかどうか、やなぎの持ち歩きの謎は深まるばかりです。

　やなぎの挿し木については他の民間の伝説にも出てきます。それはやなぎの木は生命力が強いため挿し木としての成功率が高く、失敗のないことが古くから知られていたためです。備前の国（岡山県）美作大井荘には「二つ柳」の伝説があります。旅に出た巡礼が観音堂に参詣して路の傍らで食事をしました。足を痛めていたのでこれから先の旅が不安でした。そのため箸に使ったやなぎの小枝を食後地上に挿して道中の安全を観音に祈りました。そして無事に巡礼の旅を成し遂げたのちに再びその場所を通って見ると挿したそのやなぎの箸が成長して２本の大きなやなぎの木になっていたと伝えられています[9]。このやなぎの小枝は歯を磨くのではなく箸として使用していたのですが、いずれにしてもやなぎパワーのエピソードです。

　さらに義経が向かった平泉藤原家にもやなぎにまつわる話があります[4]。藤原秀衡の祖父清衡、父基衡の居館は「柳之御所」といわれています。義経にはやなぎがどこまでもつきまとってくるのは偶然でしょうか。黄金文化の華やかな藤原三代の屋敷はまことに豪華です。そして藤原家屋敷の柳之御所の由来は、(1)柳の木が多く茂っていた、(2)柳営に因んでいた、そして(3)ここでよく酒を飲んでいた、などがあります。これらのことから藤原家柳之御所のいわれとなっていると考えられます。

また、(2)の柳営の由来は、前漢の将軍の数ある軍営のひとつに中国陝西省の細柳にあった軍営は、規律正しく軍の規則が十分に守られていて他の軍営の模範となっていました。そのため将軍の軍営を敬称して細柳営と呼称するようなりました。のちにはわが国でも幕府の軍営もこの細柳営を用いています。そして略して柳営と呼びます。

　また、日本酒の別名もやなぎといい、そこから酒樽のことを柳樽とも呼びます[4]。

2. 仏像とやなぎ

■千手観音像と持物

　お寺にお参りしますと突然大きな仏像が目に入ってきます。それら多くの仏像の中で、際立って奇妙な容姿で驚かされる仏像に千手観音像があります。その千手観音像といえば、京都の東山蓮華王院三十三間堂の千手観音像がよく知られています。それは奉納されている観音像の数の多さからです。その数一千一体の千手観音菩薩像があります。建立に携わった後白河法皇はこの

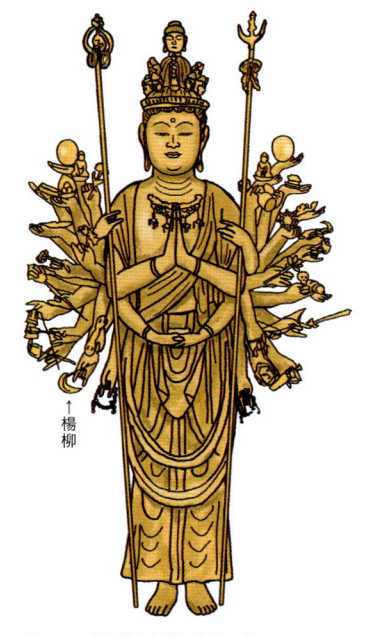

図1　千手観音菩薩像（田中ひろみ　イラスト）

三十三間堂には特別の思いがありました。無数の数の仏の手はすべての人々を救う無限の慈悲を表しています。

　千手観音像は三十三間堂だけでなく日本各地のお寺にあります。そしてこの観音像は人々を救済するための道具を持っています。とくに千手観音像はこの道具を多く持つためにたくさんの手が作られています。この道具のことを持物（じもつ）といいますが、この持物のひとつにやなぎの枝があります（図1）。その楊柳（ようりゅう）（やなぎのこと）は人々をあらゆる病から解放される

万能薬といわれています[10]。さらに、このやなぎは仏教界にとっては大切な仏教行事の必需品となっています（後述）。

■楊柳観音像と持物

やなぎに関係する仏像にはその名も楊柳観音があります。奈良大安寺宝物殿に楊柳観音像が安置されています。その観音像の右手には柳の枝を持っていたとのことですが拝観しても今はその右手には何も持っていません。寺務所でお尋ねしたら「その右手にはやなぎを持っていたことはいい伝えで聞いています」とのことでした。確かにこの右手は何かを持っていたような形をしています（**写真７**）。

しかし楊柳すなわちやなぎがいつ頃からから無くなったのか詳細は不明とのことでした。そしてこの観音様は別名薬王観音といわれ、仏の世界での「お医者さま」といわれている有難い観音様です。昔から楊柳観音は人々の病の治癒平癒の祈願する観音像として厚い信心を受けていたのでしょう。

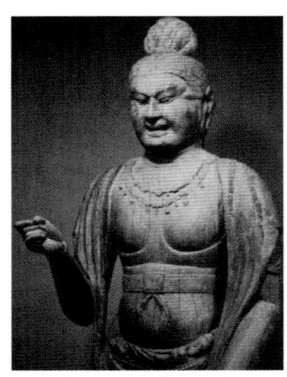

写真７　大安寺楊柳観音

3．仏教と歯木と楊枝

　歯みがきの習慣についてはいつ頃から、どのようにして、わが国に伝わってきたのでしょうか。また歯みがきと仏教との関連はどうなっていたのでしょうか。また歯みがきの材料は何だったのでしょうか。渉猟できた書物から取り上げてみました。なお、取り上げた書物に記載されていた用語により、歯木（しもく）と楊枝（ようじ）を使い分けました。

■現代語訳南海寄帰内法伝（義浄 撰）[11]

　これは唐の僧、義浄（635 〜 713）が仏教本来のルーツをインド、東南アジアに求めて単独でインドに渡り、25 年間の長い間つぶさに仏教徒の生活を見てまわった貴重な体験記です。それは中国（唐）の仏教に対して仏教発祥の地インドで本来の仏教の姿を知るためにインドを訪問した記録です。そこで経験した体験記は後の経典のお手本になったとのことです。

　古代インドでは歯木というインド独自の歯ブラシがあり、現在でもインドにはその歯木が昔日のままの姿で見ることができると記されています。それによると仏僧出家者は毎日朝必ず歯木を噛むことが鉄則であるとしています。歯をこすり、舌をこそぎ、手を洗い口をすすいで、はじめて人との礼を行うとして、それをしなければ礼をすることも礼を受けることもできないとなっています。

礼とは人にお会いして挨拶などをすることを指します。口腔の清浄は健康上の理由もさることながら宗教上の清浄化礼儀という意味があり、朝歯木を噛むことは不浄から浄に移行することを意味しているといいます。口腔を清潔にしてから初めて礼を行わなければなりません。口腔を清潔にすることが「僧侶としての身だしなみ、仏に仕えるために最も大切なことでこれを行わないで他の礼を受け、そして他に礼をすれば罪」と書かれています。

　その歯木の材料は種々あって「山荘（やまざと）に近ければ柞条（ははそえだ）[注1]、葛蔓（くずかつら）[注2]、そして平疇（ひらざと）[注3]に処れば楮（こうぞ）、桃、槐（えんじゅ）、柳など」と人々が住んでいるごく近くにある柔らかくてほろ苦くピリッとする植物が上等とされています。そうなると、楊柳とは少し様子が違います。

　インドでの歯木とは必ずしも柳ではなく、身近な手元にある木を用いていました。そもそもインドには中国のやなぎに相当する植物はないので、歯木を楊枝とするのは誤訳であるとこの本には書かれています。そこで歯木はやなぎの持つ薬効とはわずかに異なることになります。やなぎで作られていたとする楊枝はわが国には当時の中国から伝えられたとありますが、いつ頃入ってきたのか定かでありません。しかし仏教の儀式が自然と民間にも浸透していったのではないでしょうか。

注1　柞条（＝ははそのえだ）：柞は、こなら・くぬぎの総称。条はその小枝
注2　葛蔓（＝くずのつる）：かずら。つる草の一種
注3　平疇（＝ひらざと）：疇は、はたけ・うねのこと。平たいところで里を指す

■仏像装飾持物大事典（秋山昌海）[7]

　この書物には楊枝について詳細な説明があります。楊柳の楊とはやなぎという意味ですが本大事典でも楊枝となると必ずしもやなぎの枝ではないようです。楊枝は今日のツマヨウジと同様の意味で、昔は小指ほどの太さの細い木の一端を尖らせ歯の間にたまった食物の残り「かす」をかき出し舌のアカをかき落としてその後うがいをして使いました。口臭を消すために使用されていて、聖職にある人はもっぱら楊枝とうがいで常に口中を清めていました。僧侶が用いる楊枝の寸法やその楊枝を使用する作法もいろいろと多種定められています。この楊枝の材料となる枝は前述したようにやなぎだけではなく、むしろやなぎよりもウドンゲやアセッタが最適とされています。ウドンゲとはサンスクリット語（梵語）のウドンバーラからきていてイチジクの一種で果実がブドウの房のように甘くて食用です。したがって花托が果実を形成してその中に花を包んでいるので花は外から見れないようです。そのため 30 年に一度しか花をつけないとか、また 3000 年に 1 度しか開花しないともいわれています。ヒマラヤ地方やスリランカが原産地といわれています。今ひとつのアセッタは菩提樹の別名といわれています。菩提樹は釈迦とは縁深い木であるのはいうまでもありません。

■仏教医学の道を探る（難波恒雄 編）[12]

　この本は予防医学を記している書物ですが、四分律、十誦律

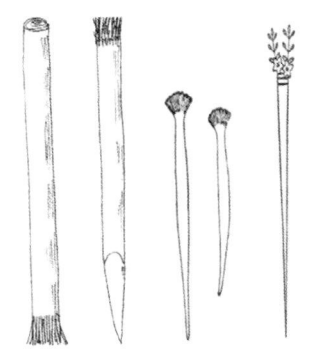

図2　各種歯木の例
（有岡利幸「柳」、秋山昌海 "仏像装飾持物大辞典" より）

などの仏教経典を参考にして記述されています。これには洗浴、手洗いそして含嗽が衛生の基本であるとして、最初は入浴のための記述があります。

　食前には必ず手を洗い、口を嗽ぐことが衛生の基本であるとされ、楊枝と歯みがきの項目を設けています。食前食後に口内を清潔にすることや、楊枝と歯みがきによる効用が記されています。

　楊枝については、インド、ネパールなどの東南アジアの齲蝕予防の調査では、チューイング・スティックとして歯や歯肉をこすり歯垢や食物残渣を除くために使用していました。これらスティックに用いられている植物は身近にある植物で、その植物の種類は30種に及び特定の植物はないようです。枝や茎を10cmほど切り先端部は歯で噛みくだき、繊維状に整えてブラシ状様にして用いています。しかも木の枝の中には噛みしめることによりハッカのようなよい香りを発するものがあり、香木の楊枝は尖っていないほうの一端は、噛みしめて口臭を消す役に用いられています。

　つまりツマヨウジは楊柳だけで作られていたものでなくて、むしろ身近に生えている植物を用い、精油（アロマ）などの口内に清涼感を与える植物が多く使われていたようです。

　しかし楊枝（ようじ＝柳の枝）と書くので、当初の頃はやな

ぎで作られていたのでしょうか。歯木の基本は**図2**で示しているように、一方の先端は先端を噛み砕いてブラシにして用い、他方は細くツマヨウジ様にして用いています[5, 7]。

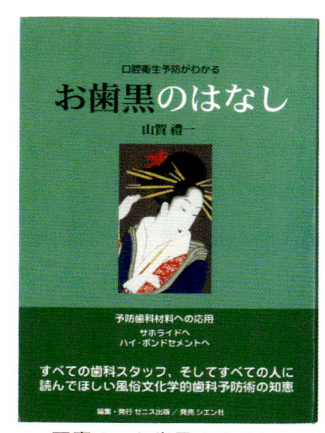

写真8　お歯黒のはなし

■お歯黒のはなし（山賀禮一）[1]

　この書物にもインドの歯木の詳細な記載があります。仏教の開祖である釈迦は35歳のときに菩提樹の木の下で悟りを開いています。そして弟子の僧侶たちに口腔清掃の大切さを教えています。そして自ら歯木で歯をみがいて手本を示しています。そのためインドでは僧侶の礼拝、説教などの前には必ず手を洗い、歯木を噛んで歯を清掃し、口を漱ぐのが習わしになっています。仏教行事と歯木の関係がしっかりと伝えられているようです。

　歯木の言語は梵語で「歯に使う木」の意味を漢訳した言葉で、その後中国や日本では「楊枝」と呼ばれるようになったと記してあります。

　インドでは古から広くニームと呼ばれている木がありこのニームの林はインドのあらゆるところで見られるようです。最近の研究によればニームは薬効は著しく薬用植物の代表的植物といわれています。そしてインドではミスワーク（Miswak）と呼び、英語ではChewing sticksといいます。インドでは現

在でもこのミスワークで歯を磨いているとのことです。そして薬効とは収斂作用、強壮剤、防腐作用、鎮痛作用など多くの効果がありそのためにニーム研究も多くなされています。ニームは菩提樹といわれていますが、インドの菩提樹は日本のシナの木科の菩提樹とは異なり、熱帯地方に自生するクワ科の薬用熱帯植物でインド菩提樹と呼ばれています。またインドライラックとも呼ばれているそうです。

　イーデス・ハンソンさんのインド旅行記にはニームのチューブ入りの歯みがきの気持ちよい苦みが心地よいと紹介されています。チューブの買えない人は使い捨てのニームの小枝をよく使っており、このニームを使用している現地の人たちの口腔内調査では歯の健康状態は極めてよいと書かれています。そしてこのニームはインドセンダンとしています。

　このニームの小枝を折りその一端を噛み砕くと苦い液が出ます。この液による収斂作用で口腔を引き締め、砕いたニームで歯の清掃をして口を漱ぎます。しかしニームは一般的な呼び名に混乱があるようです（後述します）。

　中国ではこのニームを楊枝と訳しています。そしてニームの葉は楊柳に似ていると記載していますが、前述の唐僧義浄の南海帰寄内法伝に書かれている歯木の種類はここで述べているニームと比べてはたして該当するものがあるのでしょうか。

■仏教植物散策（中村 元 編著）[13]

　本書にも楊枝の記述があります。そして楊子とも書きます。もとは楊柳を素材としてその楊枝を作っていた木でその名があ

るといわれています。この本の筆者はカシュミールのスリナガルで10〜15cmほどに切りそろえたやなぎの枝を路上で売っていたのを見たと述べています。この楊枝に相当するサンスクリット語はダンタ・カーシュタで「歯を浄めるために噛む木片」という意味であるので「歯木」また「浄歯木」と呼ぶほうが正確な訳語、正しい日本語と述べています。

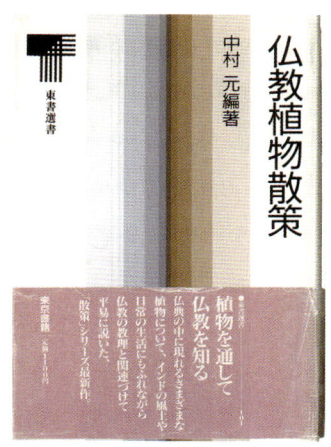

写真9　仏教植物散策

　そうなると歯木の材料は必ずしも楊柳とは限らないと思われます。現にインドでは柳はあまり見られないといわれています。また、そのほかに楊枝の原語にダンタ・ダーウァナまたダンタ・パウァナも楊枝の原語と、萩原雲来の「梵和大辞典」に書かれています。

　インドでは一般的には総楊枝（現在の歯ブラシに相当）がよく使われ今日でも毎朝木の枝で歯をみがく人が多く、使われる木の枝はセンダン科の半落葉高木でインドセンダンの枝でヒンディー名はニームと呼びます。いわゆる総楊枝としての使い方のほうが一般的で、現在でも木の小枝で歯をみがく人を多く見かけると書かれています。それは木の小枝を噛み砕いて繊維をほぐしてブラシ状にして用いているようです。そしてこのインドセンダンは薬木としてもよく知られていて、その苦味はからだによいとされています。

そのほかにバンヤンジュやアラビアゴムモドキの枝も歯肉を丈夫にすることでよく使用されます。

■歯木について ―古代インド仏教における歯磨規定とその背景― (松田慎也)[14]

わが国の歯みがきの習慣は仏教の影響によるとされていますが、その根拠は必ずしも明らかでなく、この論文では、それを明らかにすべく朝の歯みがきのルーツを古代インド仏教に求めて4世紀から7世紀までの数多くの経典から検討をしています。

歯木とは、義経がやなぎの小枝で歯みがきをしたように歯みがき用具で漢訳で楊枝となっていますが、インドでは必ずしもやなぎではありませんでした。本論文は各諸律、各種経典を比較をしています。そして歯木の宗教上の規定について、木の種類の規則、歯木製品そのものの規定、歯木の使用約束とくに歯木使用の目的を浄と穢（けがれ）とに区別して詳細な検討をしていることを見ることができます。そして時代の経過とともに歯みがきの変遷の考察もなされています。そこには朝起きて歯木で歯を磨く習慣は仏教の伝来とともにわが国に伝わったと考えることは自然なことでした。仏教が庶民の間に浸透してきたのは戦国時代以降と考えられていますが、一方で歯みがきはすでに鎌倉時代から使用されていることから思えば、歯みがきの風習の起源は必ずしも仏教の影響だけとはいい切れないとされています。とはいえ全く無関係とは断定できないとも述べています。

そして現代では歯みがきは食後に行うようになっていますがこの食後の歯みがきは、前述の義浄の「南海帰寄内法伝（なんかいききないほうでん）」にも

食事が終わったら、手は洗い、口は歯木を噛んで歯を清め、そして舌をこそげて清潔にしなさいと記述されています。そして歯木の材料としてはとくに取り決めはないようです。しかし「龕胡葉根」は端を噛むと筋状になりよい材料と述べている経典がある一方、ふさわしくない材料として果実樹を不可とした経典、そしてさらに漆樹、毒樹、舍夷樹、摩頭樹、菩提樹は使用しないとされている経典もあります。このように仏教の教えには歯木としての使用禁止の樹木もあったようです。

　そもそもインドにはやなぎの樹は育っていなかったのか、そのために楊枝という文言はなく歯木、淨歯木と呼んでいました。いずれにしても歯みがきの習慣はインドの人々に間でいまも深く浸透していて、そのためか現在のインドの人々は歯の疾患はかなり少ないといいます。

　歯木の素材を知るためまず歯木の語源についても述べてきました。柳の枝で歯をみがいた義経の歯扶柳から日本に伝わった歯みがき習慣は仏教の伝来との関係を求めてみましたが必ずし

表1　教典にみる歯木の材料の条件

経　　典	歯木の条件
五分律	使用してはならない樹として漆樹、毒樹、舍夷樹、摩頭樹、菩提樹をあげほかはすべて使用してよい
摩訶僧祇律	花果樹のみ不可。歯木のない場合は灰歯土塼礓石草木
南海帰寄内法 （義浄）	苦く渋くピリッと辛いものがよい。端を噛んだときに筋状になるものがもっともよい。龕胡葉根がとくに優れている。
根本有部律	歯木のない場合は「澡豆土屑及牛糞」と水を用いて口を洗う

もそのような痕跡はないようです。経典に記されている樹木は馴染みのないものも多く解読できません。

　本論文の経典から見えてきた歯木の材料についてまとめてみました。（**表1**）

■歯牙嚴浄の行儀考（長谷部幽蹊）[15]

　この論文は毘尼母経やその他の経典から歯みがきについての収集をしています。この歯牙嚴浄の行儀考は経典の教えの中から禅学について歯学生に教育用として書き上げられています。本書によれば、仏陀が定めた歯木の法は中国にわたりその用具は楊枝と訳され、そのままわが国にも入って、この名称もそのままで今日に至っていると書かれています。そして古来インドからのしきたりが仏家に伝わって来たのはどうも疑わしいとのことです。

　一方、市中では江戸期の初期には楊枝店ができていてその楊枝を牙枝、牙杖と書き、この材料からクロモジとも呼ばれていました。その材料はわが国では楊柳が多く、白楊、贅柳のほかの肝木、桃、杉、竹などが材料とされていました。そして楊枝と歯木については「大乗比丘十八物図」では「体は異なるも用は同じとし、歯木は刮舌箆の用を兼ねるも楊枝は然らず」と解説しています。そして楊枝は材料による名称であり、歯木の材料は必ずしも楊柳ばかりでないことは明らかで[12, 13～17]そして歯木とは「用途乃至機能上の呼称である」と説明しています[15]。

■仏典の植物事典（萬久崇麿）[16]

　真言の行者は護摩に先立ち健全な訶説他（インドボダイジュ）または優曇鉢羅（ウドンゲノキ）の歯木を噛むことが定められています。これは噛むことにより心身を清め、煩悩を噛む砕くことを意味して色調が白く材質の柔らかい清浄な木を用いています。また「善見律毘婆沙」には「楊枝木の羅多と名ずるを献ず柔軟香美なり」とあり、羅多は「セイロンテッボクで芳香であるが材は非常に硬く他の経典には波羅舎の枝を以て歯を浄めん」とあります。波羅舎（ハナモツヤクノキ）は色調は白く比較的柔らかいと記されています。

牙関緊急に再会

　牙関緊急は開口障害の最も頑固な状態を指し破傷風、ヒステリー、癲癇などにより咀嚼筋とくに咬筋の強直性痙攣による強いそして頑固な開口障害の症状に用いると理解していました。

　この「牙関」の文言はいつ頃からそして一体どこからどの様にして使われるようになったのでしょうか。「牙関緊急」の4文字熟語の響きが気になっていました。その後、自身もその文言を使用する患者に出会うこともなく、「牙関」はいつの間にか姿を消してしまい書物で出会うこともなく、忘れていました。

　ところが今回、本書の原稿をまとめているときに「牙関」に出くわしました。インド歯木の使い方のところで、唐の僧義浄著の第八章「朝嚼歯木」に漢語で「良久浄刷牙関」とありました。和訳で「じっくりきれいに牙関をこすること」とあり、牙関には「オクバ」と振り仮名がありました[11, 15]。

　そうなれば牙関緊急とはどうなるのでしょうか。関は門を指すとすれば口腔の入り口即ち関所、そして牙は「きば」、「歯」です。したがって「牙関」とは開口時の上顎前歯と下顎前歯の間の幅と思っていました。ともかくこの「牙関」という文言を西暦600年代の書物にみました。

　ちなみに牙関緊急は、英語では trismus, lock-jaw, chattering jawspasmodic closue of mouth、独語で Trismus, Kieferklemme, Mundklemme、ラテン語では trismus[注] です。

注：日本歯科大学用語編集委員会／Dental Terminology 2ed. 医歯薬出版, 1969.

4．風俗・化粧文化から見えた歯の清掃と楊枝 [17 ～ 20]

　古い時代から歯の化粧としての歯みがきの変遷の記述があります。それによると歯みがきの習慣は石器時代からあったといわれています。それがどのような方法で何をもって磨いたかの詳細は明らかでにされていませんが、石器時代の人の歯を調査してみると歯を擦（こす）ったような痕跡がみられたといいます。古代の人たちが身だしなみとして歯を磨くことを習慣としていたことがうかがわれます。

　そして、その後楊枝に類似していたものが作られていたと推測していますが、やはりその始まりは仏教と密接な関係を指摘しています。それは歯みがき楊枝の起源は前述の仏教のしきたりのところで述べたように古代インドが発祥で、後に仏教の伝来と共に中国に伝わり、そして朝鮮を経てわが国に伝わったとされています。このように歯みがきの由来を仏教に求めているようです。そして歯の健康のためのみで歯みがきをするのではないようです。

　「本朝世事奇談」[20]（1734 年）にも「楊枝は天竺（インド）にて仏在世よりありし也。なお楊枝浄水と云う事経文に多し。又歯木を噛むと経にあり、これ楊枝の事なり」と書かれています。

　そしてその後わが国にも伝えられて来ています。いずれにしても仏教のしきたりでは口腔清掃が朝起床の一番のお務めでした。楊枝は始めはもっぱら楊柳を材料にして作られていたので

楊枝と名づけられていましたが、平安の頃から材料も各種の歯木が用いられるようになってきて進化発展してきています。その材料種類も泥柳の木理^{注1)}、京都では白柳が使用されています。

　歯木の種類もいろいろと異なりますが、やはり主流はやなぎでした。その他に山中などにできる黒文字^{注2)}は良質歯みがきの材料として用いられてきています。これは黒文字油の高い香気がよい香りとして珍重され牙枝を作るにきわめてよいとされています。その他肝木、桃、杉、竹などが材料として用いられています。寸法は最大1尺2寸から3寸（約36.4cmから約9cm）と多種で自由でした。

　「都風俗化粧伝」[18]、「洗う風俗史」[19]には楊枝の使い方について朝起きて歯をよく磨き楊枝（白楊の枝で作った爪楊枝）をもって歯の間の滓をさるべしと記されています。また楊枝をふ

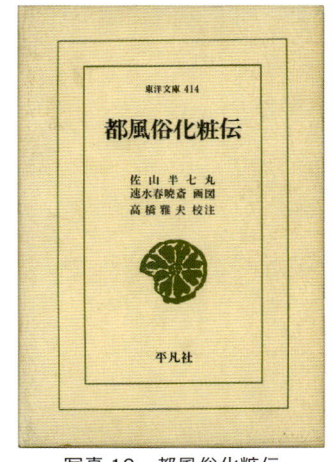

写真 10　都風俗化粧伝

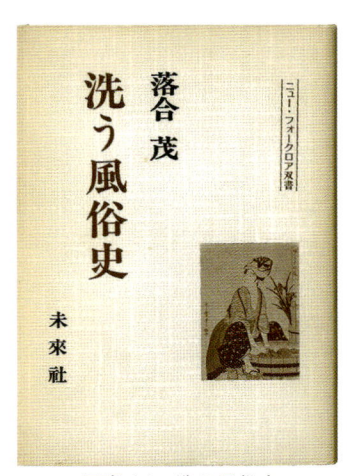

写真 11　洗う風俗史

かく使ったり無用に使いすぎると歯を損じる、との注意もしています。

よく知られた菅原道真（845 〜 903）の歌に「わすれても竹のやうじをつかひしかねがひし事の叶はざりしは」がありますが古くから楊枝が用いられていたようです[19]。しかし材料は竹と書かれています。

そして舌についている滓（おり）を取るのにも楊枝を使用しているようで、この楊枝の名称は中国で楊柳（かわやなぎ）を原料としたからとされ、房楊枝または打楊枝といわれたのは、柳の枝を削って頭部を打ち砕いて毛状の房にしていたためとされています。

江戸時代には楊枝の製作販売の店も多くできてきています。当時の楊枝の製作は京都の「猿屋」、江戸の「さるや」が楊枝の商う店として知られ、今日でも東京のさるやの屋号の楊枝専門店が存在しているとのことです。このさるやの屋号の由来は日本猿の歯が白いからそれに因んで命名したといわれています。

江戸のさるやも京都の楊枝屋も呼び名は同じですが、その由来は猿の白い歯と、もうひとつはさるやの先祖は武士上がりで大道で小猿を肩に乗せながら黒文字を削って見せていたことから、さるやを店の名前にしたとのことです。しかもこの屋号は当時の楊枝屋のほとんどが猿屋という屋号を使っていたそうでした。したがって京都と東京の猿屋、さるやの屋号の一致は必ずしも偶然ではなさそうです。

一方、江戸は浅草寺の挿絵に「楊枝店、境内楊枝を鬻（ひさ）ぐ[注3]

店多し。柳屋と称するものをもて本源とす。されど今は其屋号を唱ふるもの多く、竟に此地の名産とはなれり」と記され[5]浅草寺の境内では何故か柳屋と呼称していました。この楊枝には総（房）楊枝と爪楊枝の二種あり総楊枝は頭部を打ち砕いて総（房）のようにした楊枝、爪楊枝は小楊枝で今日の"ツマヨウジ"とほぼ同様です。

　このように歯木から総楊枝として民間に伝わって日用品として用いられてきてその材料もやなぎから香りのよい樹木に広がっていますがその中には薬効のあるものも用いられてきています。そして楊枝には「房ようじ」「小ようじ」「爪ようじ」「平よいじ」「穂（ふさ）ようじ」「羽ようじ」などと使用目的にかなった数多くのようじが作られています。

注１：木理（もくり）木のもくめが濃美で牙枝を作るのに適している
注２：黒文字（くろもじ）くろもじ油として知られ石鹸や化粧品などの香料として使用される。芳香がある。高級楊枝の材料に用いられる。クスノキ科の落葉低木
注３：鬻ぐ（ひさぐ）と読み「商いをする」という意味

5. 文言解説

● 歯　木

　古代インドの経典の梵語に dantakottha という言葉があります。danta は歯であり kattha は木を指すので「歯－木」の複合語です。それが漢訳では「楊枝（ようじ）」となっています。当時の中国では「ようじ」は主として楊柳（やなぎ）の枝で作られていたためと考えられています。ところがインドの歯木の素材は必ずしも楊（やなぎ）ではなく身近にあるいろいろの植物が使用されていました。そこで本文ではインドでの文献は歯木、中国では漢訳の楊枝を用います。

● 授戒と十八種物 [21〜23]

　仏教の大切な儀式のひとつに授戒があります。この授戒には十八種類の僧具が必要です。この僧具は戒を受けた人が僧としてのその後の生涯の修業の内で常に携えるべき必需品でこれらを種物（しゅもつ）と呼んでいます。いい換えればこの十八種物以上のものを持つことを禁じています。すなわち仏に仕える僧としてこれ以上の品物はぜいたく品でぜいたく品は不必要であると戒めているのでしょうか。その十八種のひとつに楊枝があります。

　まず口をきれいにするための楊枝があると書かれています。仏に仕える僧は、説教などでたびたび講話をするので聴衆に不快な口臭はもっとも禁忌とされていたのでしょう。しかし多くの仏典に楊柳を歯木と書かれています。それは、まず食前には必ず手洗いそして口をすすぐことは衛生の基本であるとされ、食前は手洗いと含嗽を義務づけています [22]。しかしこの授戒の楊枝は現在のツマヨウジの作用ではなく歯垢などを取り除く歯ブラシ、歯みがきの目的に使用されていたと考えます。

十八種物の楊柳以外の残りの17種の種物について記述します。まず澡豆（豆で作った手を洗う石鹸の代わりとなる豆の粉）、鑷子（鼻の毛抜き）があります。これらは楊枝を含め身だしなみ衛生品目と考えられます。さらに仏像、経（経本をいう）、（律行の約束事の書かれているもの）、菩提像、香炉、錫杖（先端に輪が付いている杖で、お地蔵様が持っている杖）、鉢（托鉢の時に布施〔主に食事〕を受け取る食器）、瓶（飲料水のビン）、坐具（座ったり寝る時に使う長方形の敷物）、漉水嚢（水を漉す袋）、手巾（手ぬぐい類）、刀子（剃髪や裁断用の小刀）、三衣（日常に用いる衣で簡素な限られた生活の中で三種類の衣類）、火燧（火打石）、縄床（縄で編んで作った椅子）でこれで十八種となります。僧侶としての修行そして生活をするための必需品です。

● **楊枝と五功徳**

　多くの仏典[1, 5, 11, 13〜15]には楊枝を使用するにあたって５つの功徳があると記されています。すなわち楊枝を噛むと５つの利益があると説き、釈迦の教えとして歯みがきの利点としてその利益を文言で現わしています。

表2　楊枝の五功徳

経典 項	増壱阿含経	毘尼母経
第　一	風邪（風）を除く	口気香潔
第　二	涎唾を除く	咽喉清浄
第　三	生蔵を消し得る	徐痰、宿食を除く
第　四	口中が臭わず	思食
第　五	眼に清浄を得る	眼無病

（引用：文献 1，5，13，15）

　そしてその反対に楊枝を使用しないでいると5つの不利益になると説いています。これは僧侶の修行のひとつに楊枝を用いることで多くの功徳があることを説いて楊枝使用を強く奨励しています。この5つの功徳は多くの仏典に記載されていますが出所は同じところからでしょうか。その功徳の内容もほぼ似通っています。仏教用語であるため判読、理解が難しい文言もあるため、そのままで引用して記します。そして五功徳以外にも十種功徳、五事利益（五事過）、五勝利、さらには五功徳の2種（合計10種類）などといい、楊枝の利点を説き、その使用を促しています。

　これは多分に宗教的高揚の意味も含まれています。そして功徳を5つの項目としているのはどんな意味があるのでしょうか。そこでは歯木の材料についての詳細はなく、毎日使用するために取り扱いやすい身近の樹木を選んでよいとされていたのでしょう。有岡利幸の「柳」[5]には、一は風（病気のこと）を除く、二は涎唾（よだれつば）を除く、三は生蔵を消し得る。四は口中が臭わず、五は眼に清浄を得るとし、出典は「高麗大蔵経第十八」（台北・新聞豊出版公司）とされ、人の楊枝の施すに5つの功徳ありと記されています。

　山賀禮一の「お歯黒のはなし」[1]では項目を「者」で表しています。一者は除風（第一は風邪を除く）、二者は除唾液（第二は痰を除く）、三者は生蔵得消（第三は口に残った滓を除くことができ）、四者は口中不臭（第四は口臭が無く）、五者は得眼清浄（第五は目元をパッチリさせる）、と書かれています。

　「仏典の植物事典」[16]では一に口気香潔、二に喉頭清浄、三に痰癊（たん）を指し宿食（前日の食べかす）を除く、四に食をおもい、五に目病なく眼目明浄なり、としていますが楊枝と眼病にどのような関係があるのか著者にはわからないと記されています。代表的な五功徳を出典経典と功徳を比較するため表にしました（**表2**）。

このように歯木（楊枝）を用いる仏教の諸々の諸律に記載があることは、いかに歯木の使用を重要視していることが解ります。これについて松田[14]は、一般社会においても歯木が使われていて、仏教の発展に伴い人々の交流も盛んとなりエチケットとしての必要性があったのではないかと述べています。そして口臭のもっとも強く出やすい起床直後に歯木を使用することは理にかなっていると、述べています。

　なお、ここでの五功徳の経典は中国で書かれているためインドの歯木ではなく楊柳と記述しました。

● 鑑真和上 [22, 23]

　授戒行事には唐の高僧鑑真なしには語れません。鑑真は、わが国の仏教徒や僧侶に正しい授戒を伝授することを使命として身の危険をも顧みず数回の船旅の挫折にもくじけず、命がけの航海の末、秋妻屋の浦（今の鹿児島県坊津町秋目浦）に上陸入国されています。鑑真の来日の目的は日本の仏教界の刷新のためとされ、高名な戒律の師を招くことが当時の仏教会の喫緊の課題であったといわれています。このため日本人留学僧栄叡と普照は時の天皇に命ぜられ遣唐使とともに正当なな戒律の師を求めて入唐して、ついに鑑真との出会いが実現して来日を懇望依頼し、その結果、鑑真の来日が実現しています。鑑真和上のお寺の唐招提寺は南都奈良の象徴です。

● 蓮華王院と三十三間堂 [24 〜 26]

　三十三間堂は後白河上皇により 1164 年に創建された千手観音を本尊とする千体観音堂です。保元の乱以降の武士が台頭した動乱期にあって上皇は皇室の存続維持に努める一方、深く仏教を信仰されこの一帯は院御所として広大な敷地に蓮華王院三十三間堂を創建し

ています。正式名は蓮華王院です。これは蓮華王と呼ばれる千手観音菩薩のお堂という意味です。

　三十三間堂と呼ぶのはお堂内の柱間の数から出た通称で、さらにその三十三という数字も観音菩薩が時に応じ、所に随って三十三に変化して人々の危機を救い福徳を授けるという観音の三十三応化身の数にあやかっているとのことです。

　そして蓮華王院の建立にはいろいろなやなぎにまつわる伝説があります。それはたびたびの上皇の熊野詣にあります。そしてその伝説は紀の国です。そしてその蓮華王院の創設には深い上皇の思いが込められています。それは上皇の慢性頭痛の平癒祈願です。上皇は常に頭痛に悩まされていました。そして造営に携わった平清盛も頑固な頭痛持ちとの逸話がありました。そして熊野の楊枝の里に大きなやなぎがあり、これを蓮華王院の棟木に用いたとあります。

　三重県熊野市楊枝には楊枝薬師堂（浄楽寺）というお寺があり、この楊枝薬師堂には伝説としてその由来が今日も伝えられています。その昔この地に「六十余丈ノ柳アリ。鬱然タル枝葉、タトヘバ青竜ノ天ヨリ降ルガ如キ」（楊枝薬師縁起）というやなぎの巨木があったが、これも後白河上皇の命で薬師如来が現れ「熊野川のほとりに高さ数十丈の大楊樹あり、この楊樹を切り都に大藍を建立し、かつ我が像を彫刻しまつれば頭痛たちどころに、癒えよう」とのお告げで蓮華王院建立に使用するために伐採されたといわれています[18]。この楊枝薬師堂も現在も頭痛封じとして名高く、上皇はこの大樹の切跡にお堂を建て頭痛山平癒寺と号されています。

　また、いまひとつ連華王院の棟木に用いたと伝えられ、やなぎの巨木の樹木も岩田川から持ち帰り棟木に使用しています。この岩田川も紀州和歌山県岩田あたりの富田川の昔の名前で蓮華王院はどこまでも紀の国に奇縁があります。

義経と後白河法皇の出会い[26]

　義経は 1159 年の誕生で 1189 年には死去しています。生涯 30 年の一生でした。義経生存時代は平安末期の武士の時代への変換期で、その中で長い間、天皇、上皇そして法皇として君臨した後白河法皇（1127 〜 1192）は、天皇在位はほんの 3 年間（1155 〜 1158）で、天皇の座を譲り院政を敷くことになりました。天皇即位後すぐに保元の乱、上皇になってすぐに平治の乱が起こっていますが、これらには後白河天皇（1169 年に出家して法皇）の影の動きがあったといわれています。後白河を評するに 2 つの言葉があります。ひとつは「暗王」今ひとつは「大天狗」です。義経は壇ノ浦の戦いで平氏一門を滅亡させた功績に対する兄頼朝の仕打ちに大いに腹を立てて、鎌倉を捨てて京に行き後白河上皇にとり入って、頼朝討伐の院宣をとり付けています。

　この朝廷と頼朝との間で権力での確執がある中、義経は官位検非違使と左衛門尉の位を後白河上皇から与えられています。当時、朝廷からの位階や報奨を頼朝の許可なく貰うことは厳禁でした。義経はそれに対しても破ったことになります。そのため大天狗と言ったのは頼朝の言です。

　後白河の院政が長く続いたのは、時の強い武将を上手に使いわけて天皇制を保っていたからでした。しかしその結果、武士の勢力拡大につながり鎌倉幕府の成立となりました。

　このように義経と後白河はこの時期京の都で大いに接触があったと考えられます。後白河上皇はやなぎの効用を蓮花王院の建立に役立たせていますが、その事実は義経の「歯扶柳」につながることも推測できます。

● 蓮華王院と楊枝（やなぎ）のお加持 [24, 26]

蓮華王院は後白河上皇の命により、時の権力者平清盛自身の資財で建造されています。その発願は明らかでないため、いろいろの伝承が残っています。

そのひとつに政権から遠ざかってからの上皇は仏教に深く帰依して各地のお寺に頻繁に赴いていました。とくに京よりは遠方にある熊野には生涯三十四度も詣でていますが、あるとき祈願しているとご神体の鏡が輝いたように見えました。これを奇瑞※と感じ頭痛原因のお告げと受け止めました。

そしてこれを機に、壮大な観音堂を立てる決意して蓮華王院三十三間堂を創建されています。そして蓮華王院が創建された後には上皇の頭痛が平癒したことはいうまでもありません。また蓮華王院では今日でも毎年1月の15日に近い日曜日に「楊枝のお加持」という行事があります（**写真12**）。観音様に祈願したお水（法水）を楊枝の枝で参拝者の頭に注ぎ、頭痛除けや無病息災の祈願が行われているのは広く知られています。また別に頭痛封じのやなぎ入りのお札も授与されます。アスピリンの起源としてのやなぎをなぜ当時から蓮華王院の頭痛封じに用いたのか興味は尽きません。

さらにこの蓮華王院には三角形の形をした「ようじ」も販売しています（**写真13**）。この「ようじ」は北海道の白樺作った二等辺三角形のよ

三十三間堂は平安時代の終わりにその手に諸病を除くという楊枝（やなぎ）を持っています。

この法要は、当院を開かれた後白河法皇の頭痛平癒にあやかる霊験あらたかな行事で、七日間祈願した法水・楊枝で参拝者にふりかけ、無病息災のご利益を授けるという修法です。

また、仏教ではお釈迦さまが弟子たちに楊枝を噛めたとされ、『禍の門』といわれる口中の毒気を除くことにより、心の中まで清浄になるのだと教えています。

昔から歯の健康＝心身の健康ということが明らかだったのです！

三十三間堂「特製楊枝」

写真12　三十三間堂による「楊枝のお加持」の解説

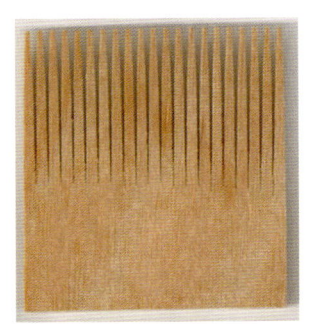

写真 13　蓮華王院の「ようじ」

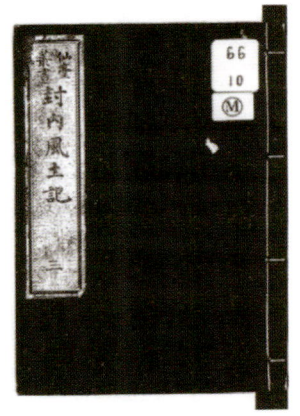

写真 14　封内風土記

うじで歯肉を痛めないで歯垢などを除去でき、ようじの底辺の部分で歯肉を押せばマッサージ効果もあると書かれています。さらに楊枝のお加持の由来と楊枝による口中の毒気の除去、それによる歯の健康の維持が楊枝の入れ物のケースに記載され、三十三間堂の特製楊枝として販売されています。仏教の世界でも歯の大切さ、重要性を見ることができました。

※奇瑞：後漢時代の思想書、論衡に「万物育、則奇瑞出」との記述がある。即ち奇瑞とは「不思議なめでたいしるし」という意味（角川「新字源」小川環樹・西田太一郎・赤塚忠編 1973 年ほかによる）

● 封内風土記（写真 14）

　仙台藩儒者田辺希典は　仙台藩主伊達重村の命により 1763 年から 1772 年の 9 年にわたる歳月を経て全巻 22 巻の大作となる風土記を完成しています。会津藩の「会津風土記」などの先行誌を参考に、その内容は仙台と領内の全ての村について地形、人文・地理社会に関わる項目を立てて解説し、さらに各郡ごとに統計や解説を記しています。本書は漢文で書かれていますが概ねの意味は理解できます。

しかし現代漢和辞典に記載のない漢字も散見されます。

● 笈入柳の所在地

　和渕神社、笈入、佳景山、河南町の地名から義経の笈入柳の場所は現在の宮城県石巻市和渕になります。石巻線の佳景山駅から100m東北に笈入の地名を見ることができ、さらに気仙沼線の和渕駅から10分ぐらいのところに和渕神社があります。今日の和渕神社に笈入柳の逸話などのエピソードが残っていれば楽しいです。

● ニーム [27～29]

　歯木に用いる木の種類については、「お歯黒のはなし」で多くのページを割いて、ニームと呼ぶ木がインドの一般の人々の間で広く使われていると書かれています。そして一般にインドセンダンとかインドライラックとも呼ばれているとも書かれています。過去には種々の呼び名があり混乱があったようです。今日ではニームの学名は Azadiractha indica と呼ばれています。

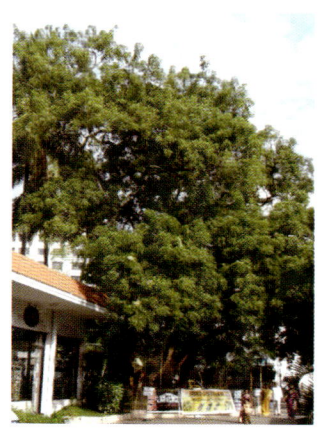

写真 15　ニューデリーのニーム

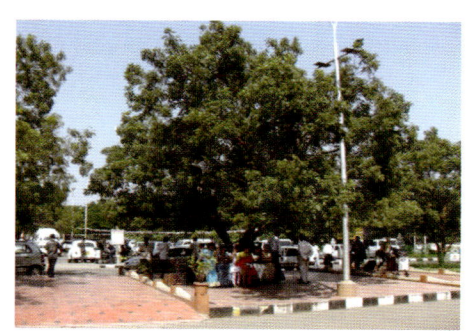

写真 16　コインバトール空港前のニーム

また森岡[28]によれば、ニームと総称される植物は一般にはアザデラクチン・インデカと呼ばれ学名は Melia Azadirachta と述べています。日本ではセンダン科の植物でインドセンダンを指すようです。その成分は苦味のあるアザディラクチンという物質がわかっていると述べています。現在では生物農薬として諸外国で使用されているようです。わが国でもニームの利用法について研究が活発で特許出願も多数されているといいます。インドでは住まいのごく間近に自生しているので毎朝その手ごろのニームを取り、歯みがきに使用すると書かれています。

　写真 15 はインドニューデリーのレストラン前に立つニームです。**写真 16** は南インドコインバトール空港の前に立つニームです。このようにインドではニームの木は都市でも田舎でも見られてインドの人々にはなじみ深い木と思われます。

　また「仏教植物散策」[13]にも、最もよく使われる木はセンダン科のインドセンダンの枝で、ニームはヒンディー語名で、サンスクリット語ではニンバ（nimba）と呼びます。そして本書で学名は Azadiractha indica A. Juss. と書かれています。

　また「ニーム」の著者ジョン・コンリックによればニームの種には Azadiractha siamensis と Azadiractha excelsa の全く異なる既知の2つ種類が存在すると述べています。そしてタイではそのひとつの Azadiractha siamensis は「スウィートニーム」と呼ばれ、スパイスとして多くの料理に使われています。そしてインドのニーム（A. indica）とは似てはいますが異なるそうです。しかし薬理作用は A. indica に似ているとのことです。

　そしてもうひとつの A. excelsa はインドと異なる地方で生育するニームで、人々の近づけない辺鄙な地域で生育するニームです。そして一般的なセンダンのことをニームとみなす混乱があります。セ

ンダンの学名は Melia Azedarach といい、通常はペルシャライラックと呼ばれています。そしてニームではないと書かれています。一方ニームの学名は Melia azedirachta で一般名はインディアンライラックといいます。どちらも Melia 属ですので混乱していました。

　結局、現在はニームの学名は Azadiractha indica です[28]。一見よく似ているため混同しやすいですがセンダンは有毒と記しています[27]。

　ニームは、英語、ヒンドゥ語はともに neem、さらに英語で Indian lilac ともいいます。多くの外国語にニームの通称があります[29]。

　一方「歯木について」[14] の歯木に用いる木の種類についての記述には、使用不可の木を具体的に掲げ、また使用可の木についても義浄の著書「南海帰寄内法伝」から麁胡葉根を最も歯木として推奨しています。おそらく苦く渋くぴりっと辛いものがよいとされそして小枝の端を噛みくだいて繊維が筋状になるのが最良とされています。ニームも噛むとからだによいとされている強い苦みがあります[13]。

　僧侶の用いる歯木とニームとの間にはどのような関連があるのでしょうか。

　注：ニームの２枚の写真は NGO ニーム財団日本支局ヒューマニック・インフォ代表 平井秀人様のご厚意により掲載しました。

付：やなぎとアスピリンの足跡

年代（西暦）	西暦	事項
	BC450 頃	ヒポクラテスはセイヨウシロヤナギ（salix alba）の樹皮を用いて発熱やリウマチの治療に使用そしてその葉を煎じ薬として陣痛緩和に用いる
	AD60 頃	デイオスコリデス（ギリシャ人・薬物学者・医師）は従軍医としてヨーロッパ各地に出向き総合薬物書を表したが収集した 250 種類のヤナギの中から選別しセイヨウシロヤナギの葉の煎じ薬が通風に効果を見出す。このセイヨウシロヤナギ種は欧州の川岸に普遍的に見られるヤナギである
	4 世紀頃	歯木の規律制定（バーリ律）
大和政権の始まり	500 頃	「神農本草経」刊行
	538	百済聖明王より欽明天皇に仏教伝来（釈迦如来像、経典）。同時にヤナギを日本に持ち込む
飛鳥時代（118 年間）（592〜710）	593	聖徳太子摂政となる
	604	十七条の憲法発効
	607	聖徳太子法隆寺創建
	630	第1回の遣唐使派遣、万葉時代の始まり以後約 130 年間継続
	645	大化の改新
	671	唐の僧義浄、インド仏教研究の歴訪の旅（25 年間）に出発
	672	壬申の乱
奈良時代（84 年間）（710〜794）	710	平城京（奈良）に遷都
	713	唐の僧義浄没
	720	「日本書紀」刊行
	725	葛井寺（大阪・藤井寺市）に千手観音像を造立 大安寺（奈良）に楊柳観音像造立（天平の後期）
	753	鑑真戒律授戒の伝授を目的に来日。仏師の 18 種の種物を開示
	759	唐招提寺創建千手観音造立
	760 頃	「万葉集」刊行
	763	鑑真没

年代（西暦）	西暦	事項
平安時代 （291 年間） （794～ 1185） 藤原文化	794	平安京（京都）に遷都
	808	わが国固有の医薬処方「大同類聚方」の集成
	984	わが国最古の医学書「医心方」の撰集
	1155	後白河天皇即位
	1158	後白河上皇の院政
	1159	源義経誕生
	1164	京都東山に蓮華王院（三十三間堂）建立
鎌倉時代 （148 年間） （1185～1333）	1185	鎌倉幕府成立
	1188	頼朝より追討され義経逃避
	1189	義経死す（31 歳）
建武の新政 （3 年間）	1333	建武の中興
室町時代 （237 年） （1336～1573）	1338	室町幕府成立
安土桃山 （30 年間） （1573～1603）	1590	豊臣秀吉天下統一
江戸時代 （265 年間） （1603～1868）	1603	徳川家康征夷大将軍
	1616	岡山市西大寺会陽の現存最古の神木はヤナギの木で作られている
	1712	「和漢三才図絵」30 年の歳月を要して医師寺島良安により和訳完成
	1730 頃	「封内風土記」（田辺希文著）に義経の「笈のやなぎ」の記載
	1763	エドワード・ストーン（イギリス人神父）はヤナギの樹皮の抽出エキスで解熱作用を発見、やなぎ成分の効果を確立
	1813	石川雅望（狂歌師）「狂文吾嬬那万里」の一節に「柳を詠めざれ歌のはじがき」
	1823	シーボルト（ドイツ人医官）は長崎で医学の業績を残す

年代（西暦）	西暦	事項
	1828	ジョハン・アンデレアス・バッハナー（ドイツの学者）はヤナギの樹皮の有効成分を抽出して黄色の針状結晶を取り出しサリシンと命名
	1830	ヒポクラテスの時代にはセイヨウシロヤナギ（サリクス・アルバ）の樹皮の薬草成分の効能効果は見出されていたが、アンリー・ルルー（フランスの化学者・薬剤師）も同ヤナギより活性物質を抽出しサリシンと命名
	1835	ルウビッヒとバァイデマンはシモツケ属植物スピレエ・ウルマリアの花の抽出エキスから新しい酸を発見しスピール酸と命名
	1838	ラファエレ・ピリア（イタリアの化学者）もサリシンを精製したが後にサリシンを分解して新物質を作りサリチル酸と命名した。しかし強い酸性のため内服できなかった
	1853	コルベは1838年にできていた新しい酸は以前に命名されたスピール酸と同一組成のものであることを明らかにしこれらを統一してサリチル酸と呼称
	1853	シャルル・フレデリック・ゲルハルド（フランスの化学者）は新しくアセチルサリチル酸の抽出法を見出して合成を試みたが粗製品のため精度が悪く分子構造の決定までには至らなかった
	1857	米沢藩の医師堀内適斎の自書「医家必携」にヤナギの葉の苦味は、収斂作用そして解熱の効果ありとの記載。和名を撤里失涅（サリシネ）と名づけた
	1859	アドルフ・ウイルヘルム・ヘルマンコールはセイヨウナツユキソウ（spiraea plant）からスピール酸（サリチル酸）を分離し、サリチル酸の構造を解明しコールタールからその合成法を解明した。しかし胃粘膜刺激が強く内服はできなかった
	1860	コルベは石炭酸からサリチル酸を合成する方法を発見した

年代（西暦）	西暦	事項
明治時代 （45 年間） （1868～1912）	1870	マルセラス・ホン・ネックは生体内でサリシンはサリチル酸に変換されると報告
	1874	日本薬局方の名称で薬事法制度を設定
	1876	トーマス・ジョン・マックラガン（スコットランド医師）は Lancet にサリチル酸剤誘導体（Na 塩）でリウマチ熱の治療の報告を行った。そしてリウマチ性疾患は湿潤な気候が温床になると考え、その様な気候で育つヤナギ様植物の活性物質が関節炎の治療に効果があると推論し実行した（パラケルススの説）
	1886	日本薬局方完成して公布。サリチル酸も有用薬として収載 日本薬局方1「日局1」発行となる
	1898	フェリックス・ホフマン（ドイツ・バイエル社・化学者）は父親がリウマチの痛みで苦しんでいた事に心を痛めサリチル酸をアセチル化して副作用を少なくしたアセチルサリチル酸の合成に成功した。このアセチルサリチル酸の合成には 1853 年に行ったゲルハルドの抽出法を参照して、純度の高い製品としてのアセチルサリチル酸の合成に成功した
	1899	ハインリッヒ・ドレーザ（バイエル薬理学研究所所長）はアスピリン（商標登録）と命名し製造発売された
	1899	東京医事新誌は、いち早く「新薬"アスピリン"について」というタイトルで抄訳を紹介
	1900	医事新聞にアスピリンの文献が掲載。Aspirin（欧文商標）で登録
	1902	和文商標「あすぴりん」「アスピリン」「阿斯必林」で登録
大正時代 （14 年間） （1912～1926）	1917	第 1 次世界大戦によりバイエルは特許権喪失
昭和時代 （64 年間）	1932	日本薬局方はアスピリン（一般名）とする
	1953	ラウレンス・クラヴェン（米国開業医）は Mississppy

年代（西暦）	西暦	事項
(1926～1989)		valley MEDICL J に心筋梗塞のリスク低下にアスピリンの有効性を発表
	1963	ラアーフェ・ダグラス・ケンス・ライ（オーストラリア・病理学者）らは Lancet に小児疾患でアスピリンを使用した後原因不明の重い合併症が見られると発表し Rey syndrome と命名。その後小児用バッファリンはアスピリンからアセトアミノフェンに内容を変更。呼称は小児用バッファリン C II となる。これは市販薬（OTC）である
	1969	月探査機アポロ 11 号の船長ニール・アームストロング船長の救急箱には筋肉痛や頭痛のためのアスピリンが準備されていた
	1971	ジョン・ベイン（英国・薬理学者）はアスピリンの作用機序を発見、即ちシクロオキシゲナーゼをアセチル化してプロスタグランジン産生を阻害する作用を見出した
	1980 頃	大腸ポリープに対する有効性、大腸ガンの抑制の報告が数多く発表
	1982	スネ・カール・ベルイストレーム（スウェーデン）ベント・インゲマー・サムエルソン（スウェーデン）ジョン・ロバート・ベェイン（英国）の 3 名はプロスタグランジンの発見でアスピリンの作用機序を解明した功績でノーベル医学生理学賞を受賞
	1982	藤村一「見直されたアスピリンの効用」（海南書房）刊行
	1985	米国食品医薬品局（FDA）は心筋梗塞、不安定狭心症の既往患者に対してアセチルサリチル酸を毎日投与することで、その再発リスクが心筋梗塞の場合は約 20%、不安定狭心症に対しては 50% 以上の低減が得られたと発表
	1985	「中薬大辞典」（日本語版）出版

年代（西暦）	西暦	事項
	1987〜 1988	サリチル酸が植物ホルモンと証明
	1988	義経の歯扶柳を大阪大学歯学部の敷地に植樹
	1988	米国医師 22,071 名を被験者として大規模臨床試験でアセチルサリチル酸による心筋梗塞の発生率が 44% 減少したと発表
平成元年 （1989 年〜	1989	ダニエル・L・シモンズが COX − 2 を発見
	1990	サリチル酸の植物障害反応の発見
	1994	American Cancer Society で ア ス ピ リ ン 等 NSAIDs の大腸ガンの発生進展に予防的効果のコンセンサスを発表
	1994	チャールズ・C・マン「アスピリン企業戦争─薬の王様 100 年の軌跡─」平澤正夫訳(ダイヤモンド社)刊行。アスピリンについてのノンフィクション
	1995	柳下貞一「柳の文化誌」（淡交社）刊行。著者の名前にちなみ、ヤナギについて様々な角度から 20 年にわたり調査、考察厚労省はサリチル酸製剤の 15 歳未満の小児の服用禁止の通告
	1998	15 歳未満の小児のインフルエンザや水痘に伴う発熱にはアスピリン等 NSAIDs は原則として使用しない
	1999	アスピリンの製造誕生から 100 年目
	2000	厚労省はアスピリン製剤を抗血小板薬として保険診療を承認
	2001	平澤正夫「超薬アスピリン」（平凡社）刊行。消炎鎮痛剤から抗血小板薬にいたるアスピリンの歴史を記述
	2005	厚労省はアスピリンを川崎病治療薬として承認
	2007	米国国立大気研究センターによれば、植物はストレスに遭遇すると大気中にアスピリン化合物を放出してタンパク質の生成を促進し生化学的自己防御能力を高揚すると報告
	2013	有岡利幸「ものと人間の文化誌 柳」（法政大学出

年代（西暦）	西暦	事項
		版局）刊行。長年大阪営林局に勤務して豊富な林業の知識のもと、日本人の生活に密着していたヤナギについて、ヤナギで作成した調度品、薬品そして火薬の原料そして街かどの風景に至るまで様々な角度から観察
	2016	日本薬局方第十七改訂が公示

むすび

　義経の歯扶柳から始まったやなぎの知識は、私のあたまの中で広がりをみせてきました。

　富田広重の「滅び行く伝説口碑を索ねて」の自序には、古い伝説・逸話の中から色付けされたものを洗い落とすと偽りのない真相が発見されて来て、往時の時代相が反映されその結果、伝説を後世まで残すことに意義を見出したと書かれています。広重の伝説・口碑はその時代の民衆の心に言葉によって記された歴史であり、それはまた人々国民の歴史であると結んでいます。

　そしてそれは太古の時からやなぎの効果を知っていた人類がアセチルサリチル酸の生成を生み、さらにその後100年以上を経た現在も消炎鎮痛剤アスピリンとして用いられ、その上に抗血小板薬としても広く使用され重宝される薬品になっています。そしてさらにアスピリンは、別の他疾患についての新たな効能効用を求める広がりをみせています。

　身近なやなぎは人々の生活に豊かさをもたらしていることを知りました。義経のやなぎの小枝の「歯みがき」は、やなぎの薬効を期待して「歯みがき」をしていたと思いを馳せ、昔の人々の知識の奥深さを、あらためてロマンとして認めたいと思います。そして歯木から始まった歯ブラシは、歯の健康の一面と清浄化礼儀という宗教上の観点からエチケットとして発展し、今日にいたっています。

　なお、今回の専門外の執筆にあたりノウハウを含めて出版にご尽力いただいた医学情報社の若松明文氏に感謝申し上げます。

引用図書・参考図書

1) 山賀禮一「お歯黒のはなし」ゼニス出版，2001 年
2) 渡辺保「源義経」吉川弘文館，2004 年
3) 向井由紀子，橋本慶子「箸（ものと人間の文化史)」法政大学出版社，2001 年
4) 柳下貞一「柳の文化史」淡交社，1995 年
5) 有岡利幸「柳（ものと人間の文化史)」法政大学出版社，2013 年
6) 石田茂作監修／石田尚豊「新版仏教考古学講座・第四巻　仏像」雄山閣出版社，1984 年
7) 秋山昌海「仏像装飾持物大事典」国書刊行会，1985 年
8) 富田廣重「滅び行く伝説口碑を策ねて／第 1 輯」富田文庫，1926 年
9) 柳田国男「日本の伝説」新潮文庫，2012 年
10) 西村公朝「仏の世界観」吉川弘文館，1997 年
11) 義浄撰「現代語訳南海寄帰内法伝」宮林昭彦，加藤栄司訳，法蔵館，2004 年
12) 難波恒雄編「仏教医学の道を探る」東方出版社，2000 年
13) 中村元編著「仏教植物散策」東書選書，東京書籍，1986 年
14) 松田慎也「歯木について－古代インド仏教における歯磨規定とその背景－」上越教育大学研究所紀要：第 17 巻第 2 号，1998 年
15) 長谷部幽蹊「歯牙厳浄の行儀考」禅研究所紀要：3 号，1973 年
16) 萬久崇麿「仏典の植物事典」八坂書房，2017 年
17) 久下司「『詳説』日本化粧文化史の研究」ビューティビジネス，1993 年
18) 高橋雅夫校注「都風俗化粧伝／佐山半七丸・速水春暁斎画図」東洋文庫，1982 年
19) 落合茂「洗う風俗史」未来社，1984 年
20) 日本随筆大成編輯部「日本随筆大成第 2 期　12」吉川弘文館，1974 年
21) 鈴木学術財団「大日本仏教全書：第 50 巻　威儀部 2」講談社，1971 年
22) 東野治之「鑑真」岩波新書，2011 年
23) 井上靖「天平の甍」新潮文庫，2011 年
24) 株式会社飛鳥園「三十三間堂の仏たち／妙法院門跡　三十三間堂」2015 年
25) 中村浩，神坂次郎，松原right樹「日本の伝説 39　紀州の伝説」角川書店，1979 年
26) 河合敦「後白河法皇」幻冬舎新書，2012 年
27) 大沢俊彦監訳「ニーム」フレグランスジャーナル社，2003 年
28) 森岡一「生物遺伝資源のゆくえ」三和書籍，2009 年
29) 石見尚監訳「ニームとは何か」緑風出版，2010 年

著者略歴

福田 道男 (ふくだ みちお)

1958 年	大阪大学歯学部卒業
1968 年	大阪市立大学医学部講師
1972 年	川崎医科大学助教授
1974 年	川崎医科大学教授（口腔外科学教室）
1976 年	川崎医科大学大学院教授
1996 年	川崎医科大学名誉教授
1996 年	医療法人 ふくだ医院（岡山市）勤務
1996 年	日本口腔外科学会名誉会員
1996 年	日本口腔科学会名誉会員
1996 年	日本顎関節学会名誉会員

（岡山市在住）

義経はやなぎの薬効を知っていた
── 歯扶柳と歯木 ──

発　　　行　平成 31 年 1 月 3 日　第 1 版第 1 刷
著　　　者　福田道男
© Michio Fukuda, 2019. Printed in Japan
発行者　若松明文
発行所　医学情報社
　　　　〒 113-0033 東京都文京区本郷 3-24-6
　　　　TEL 03-5684-6811　FAX 03-5684-6812
　　　　URL http://www. dentaltoday. co. jp

禁無断転載・複写　　ISBN978-4-903553-75-7